Edwige Namwanga

Baixa utilização dos serviços de parto e mortalidade materna

Edwige Namwanga

Baixa utilização dos serviços de parto e mortalidade materna

in Kiwangala H/C IV Lwengo District

ScienciaScripts

Imprint

Any brand names and product names mentioned in this book are subject to trademark, brand or patent protection and are trademarks or registered trademarks of their respective holders. The use of brand names, product names, common names, trade names, product descriptions etc. even without a particular marking in this work is in no way to be construed to mean that such names may be regarded as unrestricted in respect of trademark and brand protection legislation and could thus be used by anyone.

Cover image: www.ingimage.com

This book is a translation from the original published under ISBN 978-620-2-31871-6.

Publisher:
Sciencia Scripts
is a trademark of
Dodo Books Indian Ocean Ltd. and OmniScriptum S.R.L publishing group

120 High Road, East Finchley, London, N2 9ED, United Kingdom
Str. Armeneasca 28/1, office 1, Chisinau MD-2012, Republic of Moldova, Europe
Printed at: see last page
ISBN: 978-620-8-10458-0

ÍNDICE DE CONTEÚDOS

1

DEDICAÇÃO

À minha adorável e carinhosa mãe Coloneria Nassiwa, ao meu falecido irmão Francis Kaboggoza, aos meus adoráveis irmãos, John Mukaaku, Najjemba Teddy e outros, aos meus companheiros de trabalho no Centro de Saúde Kiwangala IV, Ir. Florence, Ir. Deborah, Pross, Dr. Kaye Ronald, sem esquecer os meus professores e colegas de turma que me fizeram acreditar no impossível. Florence, Deborah, Pross, Dr. Kaye Ronald, sem esquecer os meus professores e colegas de turma que me fizeram acreditar no impossível.

Um agradecimento especial ao governo do Uganda, através do distrito de Lwengo, pelo patrocínio deste curso.

Agradeço muito.

És a razão da minha inspiração!!!!

RECONHECIMENTO

Nenhum homem é uma ilha e, por detrás de cada pessoa bem sucedida, existe uma pessoa bem sucedida. No decurso dos meus estudos, muitas pessoas contribuíram para o meu sucesso, tanto a nível social como económico e emocional, pelo que lhes manifesto o meu sincero apreço.

Os meus agradecimentos vão para o meu supervisor universitário, Dr. Guma Samuel, que me orientou ao longo de toda a minha investigação, e também para o diretor do ICMI pelo seu apoio. À administração do distrito de Lwengo que achou que valia a pena patrocinar-me para este curso. Estou realmente muito grato pelo espírito paternal demonstrado através do meu patrocínio.

Cumprimentos aos meus colegas do meu posto de trabalho, ao meu superior hierárquico, Dr. Kaye Ronald, ao Sr. BatteFredric e a outros que sempre me orientaram para persistir até ao fim. Aos meus colegas de turma, que foram mais uma perna para mim. O meu assistente de investigação e analista de dados, Sr. Batte, Deus o abençoe

A lista é interminável, mas quem contribuiu para o meu ano de estudo é reconhecido de uma forma especial, por favor.

Que Deus vos abençoe.

LISTA DE ACRÓNIMOS

H/C	-	Health centre
ANC	-	Antenatal care
FHS	-	Future health system
PEAP	-	Poverty eradication plan
DFID	-	Department for International development
DHO	-	District Health Officer
TBA	-	Traditional birth attendant
AOGU	-	Association of Gyneacologists and obstetricians of Uganda
NGOs	-	Non Governmental Organisations
PPH	-	Post paturm heamorrhage
IUFD	-	Intra utenna foetal death
IUFGR	-	Intra uterine foetal growth
VHTs	-	Village Health teams
MOH	-	Ministry of Health
RH	-	Reproductive health
MNH	-	Maternal and Neonatal health
PNFP	-	Private not for profit
USPA	-	Uganda service provision assessment survey
PIH	-	Pregnancy induced hypertension
MMR	-	Maternal mortality rate
IMR	-	Infant mortality rate
UNPF	-	United Nations Population Fund
ENGAGE	-	Eliminating National Gaps, Advancing Global Equity
WHO	-	World Healht Organisation
MUSPH	-	Makerere University School of Public Health
HRH	-	Human resource for health
HSSP	-	Health Sector Strategic Plan
EMOC	-	Emergency obstetric care

DEFINIÇÕES OPERACIONAIS

Morbidade   :   Adoecer

Mortalidade   :   Morte

Paridade   :   Número de gravidezes que uma mulher teve.

Grande multiparidade :   Ter mais de quatro (4) gravidezes.

Hemorragia pós-parto: Bênção mais do que normal após o parto do bebé.

Cuidados pré-natais   :   Constitui um rastreio de saúde e socioeconómico económico

condições susceptíveis de aumentar a possibilidade de resultados adversos específicos da gravidez, fornecendo intervenções terapêuticas reconhecidamente eficazes; e educando as mulheres grávidas sobre o planeamento de um parto seguro, emergências durante a gravidez e como lidar com elas

RESUMO EXECUTIVO

Introdução:

O problema da má qualidade dos serviços de saúde materna no Uganda e na África Subsariana resultou numa baixa utilização destes serviços, o que está a contribuir para a persistência de uma taxa de mortalidade materna elevada de 435 por 100.000 nados vivos. Ocorrem 358.000 mortes maternas em todo o mundo.

Antecedentes:

O Uganda regista uma baixa participação de partos qualificados e o Centro de Saúde IV de Kiwangala é um deles. Os partos neste local são de 23%, uma percentagem muito inferior ao objetivo nacional de 50%. Este facto tem sido atribuído à baixa classe social dos participantes, às más infra-estruturas, às longas distâncias, à presença de crenças culturais, à falta de pessoal e à má atitude do pessoal, ao nível de educação e à má atitude da comunidade em relação ao parto no centro de saúde.

Descrição do problema: O problema da baixa utilização dos serviços de parto, contribuindo assim para a elevada mortalidade materna, levou o investigador a descobrir as causas deste problema em Kiwangala.

Objectivos:

O objetivo geral era identificar as causas da baixa utilização dos serviços de parto em Kiwangala H/C IV.

Objetivo específico:

- Identificar as caraterísticas sócio-demográficas que dificultam a utilização dos serviços de parto.
- Identificar as crenças culturais associadas aos serviços de parto e às presenças das parteiras tradicionais.
- Identificar os factores socioeconómicos que contribuem para a baixa utilização dos serviços de parto.
- Identificar os factores institucionais responsáveis pela baixa utilização dos serviços de parto.

Metodologia:

Foi realizado um inquérito transversal aos centros de saúde e à comunidade sobre as mães recém-paridas, utilizando questionários estruturados. Um total de 60 mães pós-natais foram identificadas propositadamente e entrevistadas utilizando os questionários.

Resultados:

Dos 60 inquiridos, 60% (36) tinham idades compreendidas entre os 18 e os 24 anos e apenas 10% tinham idades compreendidas entre os 32 e os 35 anos, o que revela uma fraca utilização por parte das mães mais velhas. 80% dos inquiridos eram casados, 16,7% eram solteiros e 1,7% eram viúvos. 60% destes inquiridos sobreviviam de forma camponesa e 60% pararam na escola primária.

23% dos inquiridos acreditavam que as crenças culturais tinham um efeito sobre o parto nas unidades de saúde e, por isso, frequentavam as parteiras tradicionais para o parto. 51% frequentaram as parteiras tradicionais para o seu parto.

31% dos inquiridos não têm qualquer fonte de rendimento, o que indica que sobrevivem abaixo do limiar de pobreza, e 23% deles vêm de uma distância superior a 5 km e não têm apoio dos cônjuges. A falta de pessoal foi apoiada por 80% dos inquiridos.

Conclusão:

As famílias de classe social elevada são mais susceptíveis de apreciar o valor dos serviços de distribuição e de os utilizar adequadamente.
Os partos ao domicílio foram significativamente mais elevados na classe social mais baixa.
A falta de pessoal e as infra-estruturas deficientes contribuem fortemente para a baixa utilização dos serviços de distribuição.

Recomendações:

Os serviços devem ser subsidiados, especialmente para as famílias da classe económica social mais baixa, para melhorar a sua utilização. Também é necessário melhorar as normas de pessoal, a motivação do pessoal e as infra-estruturas para melhorar os serviços.

CAPÍTULO 1

1.0 Introdução

Este capítulo descreve a perspetiva global da baixa utilização dos serviços de parto. Descreve os antecedentes do problema no Centro de Saúde IV de Kiwangala, o enunciado do problema, a finalidade do estudo, os objectivos gerais e específicos, o âmbito e a importância do estudo.

A nível mundial, a falta de assistência qualificada à natalidade é reconhecida, uma vez que se encontra entre os oito objectivos do milénio. A escassez global de parteiras está a causar pelo menos um milhão de mortes de mulheres e crianças todos os anos (relatório de 2011 da Save the Children). Este facto foi relatado por Evelyn em Kampala. O relatório também revelou que 358.000 mortes maternas e 814.000 mortes de ossos novos em todo o mundo.

1.1 Antecedentes

Há muito tempo que o Uganda e a África subsariana em geral se confrontam com um problema de má qualidade da saúde materna, o que resultou numa baixa utilização destes serviços (Emmanuel Ottala 2006). Estima-se que no Uganda mais de 434 mulheres morrem durante o parto em cada 100.000 mulheres que dão à luz bebés vivos. Isto corresponde a 16 mães que morrem todos os dias, o que é um número bastante elevado.

A baixa utilização dos serviços de parto é atribuída à pobreza da população, às infra-estruturas deficientes, à má atitude do pessoal (FHS 2008), à falta de pessoal (Paul Kaggwa, 2011), à falta de medicamentos e de produtos essenciais nas unidades de saúde, às longas horas de espera (USPA 2007) e a outras razões.

De acordo com os recursos humanos para a saúde, o Uganda tem uma parteira para cada 5000 mães, sendo que a proporção recomendada de parteira para mãe é de 2:1, ou seja, duas parteiras por cada mãe em trabalho de parto (OMS, 2009).

No Centro de Saúde de Kiwangala IV, os partos são realizados diariamente, mas a sua utilização ainda é baixa em comparação com os objectivos nacionais. Os serviços de partos em Kiwangala são de 23%, uma vez que o objetivo da unidade de saúde é de pelo menos 40% e o objetivo nacional é de 50% (HSSP III 2010-15).

Isto representa um risco de aumento de morte materna e infantil, bem como de muitas complicações relacionadas com o parto. O investigador suspeitava que a situação acima descrita se devia a pessoal inadequado, crenças culturais, falta de medicamentos para a malária, má atitude do pessoal e longas distâncias que as mães percorrem, para além da idade e do estado mental em relação ao apoio dos cônjuges. Daí a necessidade de investigar os factores que influenciam a utilização eficaz dos serviços de parto no Centro de Saúde de Kiwangala e no subcondado de Kisekka em geral.

1.3 Descrição do problema

O Uganda tem um dos níveis mais elevados de morte materna na África subsariana, com 434 mulheres a morrerem por cada 100.000 nados-vivos, ou seja, cerca de 10 mães morrem todos os dias. Prevê-se também que 30% das mulheres grávidas tenham complicações durante a gravidez e o parto, que só podem ser detectadas por assistentes qualificados durante o parto (Canan Busingye: (New Vision 2009).

No entanto, constata-se que, no Centro de Saúde IV de Kiwangala, os partos estão abaixo da meta nacional de 50%, o que representa um risco de aumento da mortalidade materna, daí a razão que levou o investigador a realizar um estudo sobre os factores que contribuem para a baixa utilização dos serviços de parto no Centro de Saúde IV de Kiwangala do sub-condado de Kisekka.

1.4 Objetivo do estudo

O objetivo do estudo era descobrir os factores que contribuem para a baixa utilização dos serviços de parto no Centro de Saúde IV de Kiwangala, contribuindo assim para o aumento da mortalidade materna.

1.5 Objectivos do estudo

1.5.1 Objetivo geral

Identificar as causas da baixa utilização dos serviços de parto no Centro de Saúde de Kiwangala IV.

1.5.2 Os objectivos específicos

Identificar os factores sócio-demográficos que levam a uma baixa utilização dos serviços de parto.

Identificar as crenças culturais associadas à baixa utilização dos serviços de parto.
Identificar os factores socioeconómicos responsáveis pela baixa utilização dos serviços de parto.
Identificar os factores institucionais responsáveis pela baixa utilização dos serviços de parto.

1.6 Questão de investigação

Quais são os factores que contribuem para a baixa utilização dos serviços de parto em Kiwangala H/CIV?

1.7 Âmbito do estudo

O estudo abrangeu as mães natais com idades compreendidas entre os 18 e os 38 anos, que foram selecionadas propositadamente na área de estudo, que incluía as 4 freguesias abrangidas pelo centro de saúde, e um total de 63 mães pós-natais foram envolvidas no estudo.

1.8 Importância do estudo

De acordo com o relatório da população (1998), as estatísticas dos hospitais da Indonésia mostraram que as mulheres que não deram à luz em centros de saúde tinham um risco 5 vezes maior de desenvolver complicações ou mesmo de morrer durante o parto do que as mães que deram à luz em hospitais. É também de referir que, se uma mãe morre durante o parto, o bebé tem 10 hipóteses de morrer antes dos 2 meses de idade e mais de 3 hipóteses de morrer antes dos 5 anos de idade (relatório anual do MUSPH 2008/2009)

O estudo também ajudará a reduzir o número de abandonos escolares e de crianças órfãs.

Quando a mulher morre, os homens ficam de luto e confusos, enquanto se esforçam por assumir sozinhos as responsabilidades familiares. Assim, o investigador considera que a realização deste estudo ajudará a reduzir todos estes riscos e a melhorar os indicadores da PEAP e a atingir os objectivos do milénio.

No estudo, o investigador tinha como objetivo ajudar a comunidade a ter acesso a serviços de saúde baseados no parto, o que ajudaria a reduzir a pobreza, uma vez que as mulheres são as principais produtoras da família.

Para os profissionais de saúde, esperava-se que o estudo lhes permitisse defender a necessidade de mais fornecimentos, como medicamentos, equipamento e infra-estruturas.

Para as partes interessadas, os agentes de desenvolvimento comunitário e as ONG, esperava-se que este facto fosse útil para defender a saúde materna nos seus esforços para melhorar os indicadores do PAEP e os índices de saúde.

Este estudo também pode ser útil como referência para futuros investigadores, especialmente os interessados na saúde materna e nos objectivos do milénio. Espera-se também que funcione como fonte de diretrizes para a documentação de políticas e planos, bem como para a sua formação, especialmente para funcionários de desenvolvimento comunitário, administradores, assistentes sociais, conselheiros, ONGs, líderes locais e outros.

O investigador adquiriu mais competências em matéria de planeamento da investigação, elaboração de relatórios e entrevistas, recolha de dados, análise e interpretação.

CAPÍTULO 2
2.0 REVISÃO DA LITERATURA

2.1 Introdução

Este capítulo analisa a contribuição de outros estudiosos, escritores, investigadores e académicos sobre o tema da baixa utilização dos serviços de distribuição. Foi orientado pelos objectivos do estudo, que eram

- Identificar os factores sócio-demográficos que levam à baixa utilização dos serviços de parto.
- Identificar as crenças culturais associadas à baixa utilização dos serviços de parto e à prevalência da TB.
- Identificar os factores socioeconómicos responsáveis pela baixa utilização dos serviços de parto.
- Identificar os factores institucionais responsáveis pela baixa utilização dos serviços de parto.

2.250 demografia social

2.250.1   Idade: De acordo com uma investigação efectuada pela FHS Makerere University, a idade foi considerada responsável por uma má prestação de cuidados nos centros de saúde. As jovens grávidas, principalmente as que abandonam a escola, têm pouco ou nenhum apoio dos parceiros e dos pais. Normalmente, são oprimidas e assediadas pelos pais (Kakaire A 2009), pelo que são estigmatizadas e, por sua vez, não comparecem ao parto. Para além disso, as jovens mães têm menos conhecimentos sobre a disponibilidade dos serviços de parto e desconhecem a sua importância (1,2%).

2.250.2   Nível de ensino

Um estudo sobre partos em Adisa- baba mostrou que as mulheres com formação académica eram mais propensas a procurar serviços de parto do que as sem formação académica (relatório da população 2006).

No mesmo relatório, verificou-se que, em 1988, num estudo mexicano sobre a assistência ao parto, concluiu-se que todas as mulheres com menos de 4 anos de estudo e que viviam em casas de chão de barro, apenas um quarto delas tinha probabilidades de dar à luz nos hospitais por não saberem o que utilizar quando lá vão, enquanto as que tinham mais habilitações e melhores casas iam mais regularmente aos hospitais. Isto implica que quanto maior for o nível de instrução da mãe, maiores são as suas hipóteses de procurar os serviços hospitalares.

Mais uma vez, isto está relacionado com o estatuto económico, uma vez que as pessoas com formação têm melhores empregos e, por conseguinte, podem comprar bens essenciais para ajudar a assistir aos partos nas unidades de saúde.

2.1.3 Estado civil

As mulheres casadas têm normalmente mais hipóteses de serem apoiadas pelos seus cônjuges do que as não casadas. Os homens tendem a esconder-se delas e, quando se trata de procurar serviços de parto, não comparecem nas unidades de saúde para fazer exames pré-natais e, por isso, têm medo de vir fazer o parto (Relatório anual 2008 Bukoto South).

2.3 Crenças culturais e prevalência da TBA

Crenças culturais e utilização efectiva dos serviços de prestação de cuidados no centro de saúde. A cultura é definida como um sistema de comportamento que rege os seres humanos (Kottak, 2006). A cultura inclui crenças, valores e costumes que os seres humanos constroem para orientar os seus comportamentos. Isto significa que qualquer desvio da mesma é suscetível de atrair o castigo da sociedade. Assim, é sempre imperativo observar as normas, as crenças e os valores da sociedade para evitar tais castigos (Anderson 2006). Na família onde se praticava o purdan, a mãe e a sogra proibiam a mulher de procurar cuidados nos centros de parto. Estudo nos bairros de lata da cidade de Attaka na Nigéria (brac,2006)

De acordo com a Política Nacional de Saúde (2009), aproximadamente 60% das mulheres no Uganda visitam curandeiros tradicionais durante a gravidez, o que significa que, na altura do parto, é provável que consultem estes curandeiros tradicionais em vez dos centros de saúde. Este facto aumenta, muito provavelmente, os riscos de mortalidade materna e infantil. Anne e Elizabeth (2002) afirmam que uma das razões pelas quais as mulheres evitam os hospitais para dar à luz se baseia na falsa crença de que morreriam.

No entanto, a investigadora interrogou-se se isto seria verdade entre as mulheres grávidas do sub-condado de Kisekka, onde se situa o centro de saúde IV de Kiwangala. Isto porque existem muitas TBA, e o facto de as mulheres recorrerem a elas devido ao facto de morrerem em unidades de saúde informais, entre outros factores culturais, foi objeto de investigação, o que justificou o estudo.

Na Tanzânia e na Índia, o relatório sobre a população (2008) mostrou que 73% e 67%, respetivamente, consideravam os hospitais como um local onde se pode morrer e, consequentemente, evitavam os centros de saúde, uma vez que eram os melhores assistentes de parto, pelo que se dirigiam a eles regularmente.

2.4 Factores socioeconómicos

2.4.1 Pobreza

O Sistema de Saúde do Futuro (FHS), ao efetuar uma pesquisa no distrito de Soroti, entrevistou uma mulher grávida que disse que evita os serviços de maternidade devido à falta de transporte. Ela continuou a dizer que se não tiver dinheiro, fica para trás até conseguir o dinheiro. Isto implica que mesmo quando chega a altura do parto ela pode não ir à unidade sanitária por falta de dinheiro (Kakaire A. 2008). Em conclusão, a FHS propôs vales para serem dados às mães grávidas de modo a terem acesso a serviços de parto gratuitos nas unidades mais próximas. Além disso, é comum que as mães que conhecem os benefícios não tenham dinheiro para pagar os serviços de transporte para as unidades sanitárias (MUSPH julho, 2009).

2.4.2 Longas distâncias: A acessibilidade geográfica e a falta de transporte adequado são constrangimentos do lado da procura para a utilização dos serviços de saúde materna no Uganda. Isto é particularmente verdadeiro porque os serviços de parto só existem nos centros de saúde III e IV e nos hospitais (política de saúde, 2009). Isto implica que as comunidades em redor dos centros de saúde II têm de percorrer longas distâncias para aceder aos serviços dos centros de nível superior. (Relatório anual, 2007/2008).

2.4.3 Fraco apoio dos cônjuges:

Alguns casais não casados e alguns casados não conseguem aceder ao apoio dos seus cônjuges devido à falta de dinheiro dos parceiros ou simplesmente por os negligenciarem, uma vez que no Uganda os homens são mais poderosos quando se trata de tomar decisões no que diz respeito a questões de saúde.

2.5 Factores institucionais

A par da pobreza, os serviços estão relacionados com fornecimentos inadequados e profissionais de saúde desmotivados (MUSPH, 2009). A FHS apontou os trabalhadores de saúde mal-educados como um dos factores que afectam a aceitação dos serviços de parto na região de Soroti (Kakaire A, 2008).

De acordo com o Uganda Service Provision Survey (2007), os serviços de cuidados maternos e infantis não atingiram os objectivos planeados devido a factores institucionais identificados da seguinte forma

- Falta de equipamento e de medicamentos para tratar infecções comuns nas unidades de saúde que oferecem estes serviços.
  As longas distâncias que as mães percorrem para chegar a estes centros, mas a maioria delas não tem meios de transporte para as unidades sanitárias. Isto foi apoiado pela ESF, que também incluiu as longas distâncias entre as razões pelas quais as mulheres evitam os serviços de parto.

- A falta de equipamento foi também um dos factores identificados pela USPA 2007, bem como as longas horas de espera como alguns dos factores institucionais.
  Para além disso, as infra-estruturas dos centros de saúde são deficientes. A maioria das unidades de saúde está mal construída e não tem privacidade, o que é perigoso e impede as mães de acederem aos serviços de parto (FHS 2008, USPA 2007).

Medo de aconselhamento e testes de rotina

- Quando a política de saúde passou do teste voluntário para o aconselhamento de rotina no âmbito do RCT, algumas mães ficaram aterrorizadas, pelo que tendem a recorrer a unidades privadas e a parteiras tradicionais, onde o teste não é uma condição para acederem aos serviços de parto.

Falta de pessoal: O Comissário Assistente do Ministério da Saúde, Dr. Paul Kaggwa (Evelyn .L,2011. may), atribuiu o aumento da RMM à escassez de parteiras, devido ao facto de alguns distritos não as terem recrutado. O plano de recrutamento de RHH (2011/2012) para o Uganda indica que há falta de profissionais de saúde qualificados, incluindo médicos, parteiras e enfermeiros, especialmente nas zonas rurais.
O mito associado aos ARVs para profilaxia é também um fator futuro que afecta a utilização dos serviços de parto (HCT minutes 2010).
O Comissário Assistente do Ministério da Saúde, Dr. Paul Kaggwa, atribuiu a elevada RMM à escassez de parteiras, que se deve ao facto de alguns distritos não conseguirem recrutar parteiras. Há um total de 2900 parteiras disponíveis (Irene

Akena 2011), pelo que são necessárias urgentemente 2000 parteiras no Uganda. Janet Jackson, do Fundo das Nações Unidas para a População (UNPF), observou que se uma parteira qualificada assistisse a todos os partos, a mortalidade materna seria reduzida em até 90%. As parteiras são muito importantes nos cuidados aos recém-nascidos, pois estima-se que uma parteira no Uganda assiste 5000 mães, embora a OMS recomende 2 parteiras por mãe (UHRH 2009). De acordo com os Recursos Humanos para a Saúde do Uganda de 2010, as parteiras constituem 11,8% do total de efectivos no Uganda (relatório UHRH, 2010).

2.6 QUADRO CONCEPTUAL

Figura I: Modelo do quadro concetual para os factores que contribuem para a baixa utilização dos serviços de parto em Kiwanga;a H/C IV.

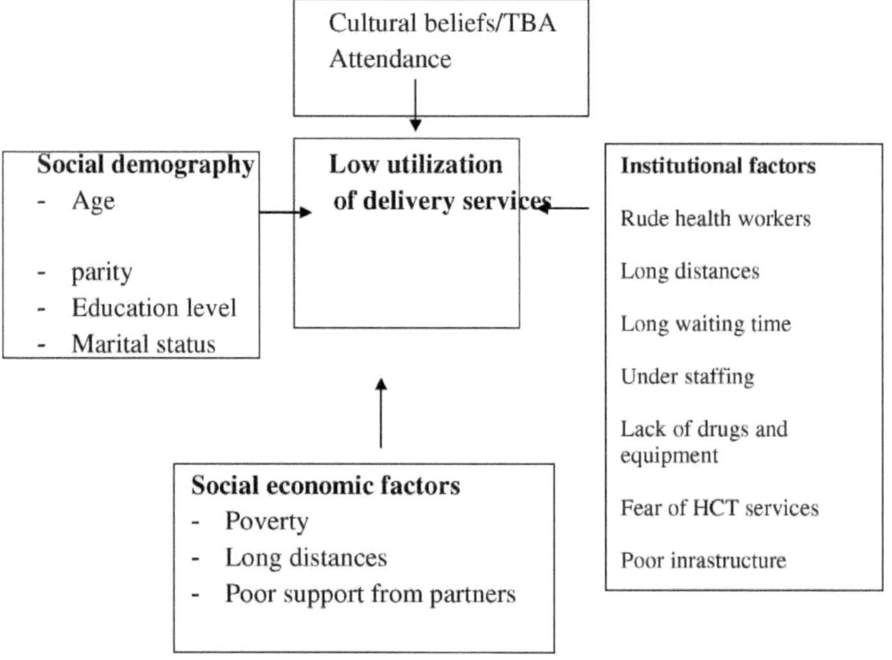

A figura acima é o quadro concetual que mostra as categorias de factores que afectam a utilização dos serviços de parto em Kiwangala H/CIV.

CAPÍTULO 3

3.0 METODOLOGIA

3.1 Introdução

O capítulo descreve as áreas e a conceção do estudo, o processo de amostragem, os métodos de seleção da amostra, os instrumentos de recolha de dados, o controlo da qualidade dos dados, as considerações éticas e as limitações do estudo.

3.2 Conceção da investigação

O estudo utilizou um desenho transversal e foi efectuado durante um curto período de um mês. O estudo utilizou métodos qualitativos e quantitativos de recolha de dados.

3.3 Área de estudo e população

A investigação foi efectuada no Centro de Saúde de Kiwangala IV, subcondado de Kisekka, no distrito de Lwengo. O estudo abrangeu as quatro paróquias servidas pelo centro de saúde, a saber, Kiwangala, Kankamba, Kikenene e Ngereko. A população servida pelo centro de saúde está estimada em 23.240 pessoas nas 42 aldeias. As mulheres grávidas esperadas para um ano são 4,8% da população, ou seja, 1115. Os partos esperados num mês são 93. As normas de pessoal em Kiwangala são de 48% e tem 2 parteiras registadas, mas não há parteiras inscritas nem assistentes de enfermagem ligados à maternidade. No total, são efectuados 30 a 35 partos por mês.

A comunidade aqui depende em grande parte da agricultura de subsistência e alguns poucos no centro comercial dependem de negócios. O estudo considerou apenas as mães pós-natais na comunidade servida pelo Centro de Saúde de Kiwangala e o centro de saúde constituindo a população mais elevada (20 pessoas). Esta população foi justificada como a mais adequada para fornecer os dados necessários para o estudo, uma vez que são as beneficiárias destes serviços e acabaram de entrar no sistema. A faixa etária foi de 18 a 38 anos.

3.4 Amostra e dimensão do estudo

O estudo envolveu 63 inquiridas, mães pós-natais com idades compreendidas entre os 18 e os 38 anos, que se encontravam na enfermaria do centro de saúde na altura da investigação, e mais, provenientes das freguesias em redor de Kiwangala, uma vez que as que se encontravam no centro de saúde poderiam ser tendenciosas nas suas respostas devido ao facto de estarem na unidade de saúde.

3.55 procedimento de amostragem

O estudo utilizou um método de amostragem intencional, pelo que apenas as mães pós-natais foram selecionadas para participar no estudo. O estudo foi dividido em 5 partes. Foram selecionadas 20 mães do centro de saúde e 10 mães de cada uma das 4 freguesias. I, que apresentaram ao investigador os lares relevantes que tinham mães pós-natais, de acordo com a amostra intencional. Algumas mães foram identificadas durante as visitas à comunidade pelos seus líderes, após uma visita domiciliária efectuada pelo investigador. Todas as mães pós-natais tiveram a mesma oportunidade de serem escolhidas.

3.56 Instrumentos e métodos de recolha de dados

Foram utilizados questionários para a recolha de dados. Estes foram entregues em mão pelo investigador e pelo assistente de investigação, uma vez que a maioria da população necessitava de assistência para poder preencher corretamente os questionários.

3.57 Procedimento de investigação

Foram utilizadas perguntas estruturadas para obter informações dos inquiridos. Aqui, as perguntas foram respondidas pelas mães pós-natais com a ajuda da própria investigadora e da assistente de investigação.

Controlo de qualidade: Foram distribuídos questionários-piloto a alguns inquiridos para efeitos de ensaio, tendo depois sido elaborada uma cópia final e entregue no terreno.

O investigador **visitou previamente** o terreno e reuniu-se com os líderes locais para se apresentar e estabelecer as bases para o exercício de investigação. Os líderes ajudaram a identificar as mães pós-natais nas suas aldeias.
Uma carta de apresentação obtida na Universidade foi fotocopiada e foram entregues cópias aos líderes locais e ao responsável pela unidade de saúde como parte da consideração ética do exercício de investigação.

A confidencialidade das respostas dadas pelos inquiridos foi altamente considerada e os métodos de amostragem foram claramente explicados aos inquiridos e ao objetivo dos dados que estavam a ser recolhidos.

3.58 Análise e interpretação dos dados

Os dados do estudo foram organizados, introduzidos manualmente no computador e analisados através de filtros. Em seguida, os dados foram apresentados em gráficos e tabelas e uma cópia impressa do relatório foi entregue à Universidade. As variáveis foram interpretadas e discutidas. Os gráficos e tabelas foram acompanhados de explicações e descrições.

O trabalho foi editado através da verificação de erros, lacunas e omissões nos dados. Detectou e eliminou propositadamente os erros prováveis nos dados recolhidos para garantir a exaustividade, a exatidão e a uniformidade do trabalho apresentado.

A apresentação dos dados envolveu a organização dos dados numa forma escrita, a fim de chegar a uma investigação final. Ao redigir um relatório, o investigador seguiu as recomendações das normas e da ética de redação de relatórios. Por exemplo, se foram utilizadas informações provenientes do trabalho de outras pessoas, essas informações foram reconhecidas através de um sistema de referência adequado, tendo sido igualmente respeitado o anonimato dos inquiridos, onde e quando os dados foram recolhidos.

Após o processamento, a interpretação e a análise dos dados recolhidos sobre os factores que contribuem para a baixa utilização dos serviços de parto no Centro de Saúde IV de Kiwangala, foi elaborada e redigida a cópia final composta por 5 capítulos. Em seguida, o investigador apresentou-o à administração do International Christian Medical Institute e da Universidade de Mukono para a atribuição de um diploma.

3.59 Procedimentos

Em primeiro lugar, a investigadora obteve uma carta de aprovação da administração da Universidade (Instituto Médico Cristão Internacional e Universidade de Mukono) para permitir a realização da sua investigação, tendo sido entregue uma cópia desta carta ao responsável do Kiwangala H/CIV e ao

DHO. O passo seguinte foi visitar os líderes locais para fins introdutórios e pedir autorização para realizar a sua investigação académica no território.

Em seguida, a investigadora visitou os agregados familiares selecionados e a enfermaria pós-natal do centro de saúde para criar um relatório com os interessados. De seguida, estudou os elementos da amostra utilizando as técnicas de amostragem acima mencionadas.

Os questionários estruturados foram então entregues pessoalmente aos inquiridos e, com a ajuda de um assistente de investigação, foram corretamente preenchidos e recolhidos no mesmo dia. Depois de completado o número necessário de inquiridos, os questionários foram numerados e os dados foram introduzidos e posteriormente analisados eletronicamente para apresentação em tabelas e gráficos. Seguiu-se uma discussão dos resultados, que foi apresentada posteriormente.

3.60 Limitações

1. O instrumento (questionários) era longo e, por conseguinte, exigia mais tempo do que o previsto
2. Os fundos não permitiram que o investigador completasse a mão para alcançar as aldeias, pelo que três aldeias não foram incluídas.
3. A população do estudo foi limitada a uma mãe por aldeia, mas poderiam ser visitadas mais mães com o mesmo objetivo. Algumas aldeias não foram visitadas.
4. A estação das chuvas interferiu com os meios de transporte que o investigador podia utilizar.

CAPÍTULO 4

4.0 ANÁLISE E APRESENTAÇÃO DOS DADOS

4.1 Introdução

Este capítulo apresenta os resultados da investigação e da análise que abordam os quatro objectivos específicos, a saber

1. Identificar os factores sócio-demográficos que levam à baixa utilização dos serviços de parto em Kiwangala.
2. Identificar as crenças culturais associadas à baixa utilização dos serviços de parto.
3. Identificar os factores socioeconómicos responsáveis pela baixa utilização dos serviços de parto.
4. Identificar os factores institucionais responsáveis pela baixa utilização dos serviços de parto.

Os resultados dos dados recolhidos são apresentados de forma quantitativa e qualitativa. Os resultados quantitativos são apresentados sob a forma de figuras e quadros e os resultados qualitativos são resumidos descritivamente de acordo com os respectivos objectivos dos instrumentos de recolha de dados.

4.2 BLOCO A: DADOS SÓCIO-DEMOGRÁFICOS

QUADRO 1: APRESENTAÇÃO DOS DADOS SÓCIO-DEMOGRÁFICOS CARACTERÍSTICAS

CHARACTER	DESCRIPTION	FREQUENCY	PERCENTAGE (%)
AGE (yrs)	18 – 24	36	60
	25 – 31	16	26.7
	32 – 38	6	10
	38 and above	2	3.3
Total		**60**	**100%**
PARITY			
	Primegravidas	15	25
	Gravid 2 – 4	30	50
	Gravid 5 and above	15	25
Total		**60**	**100%**
EDUCATION LEVEL			
	None	4	6.7
	Primary	39	65
	Secondary	15	25
	Tertiary	2	3.3
Total		**60**	**100%**
MARITAL STATUS			
	Single	10	16.6
	Married	48	80
	Widow	1	1.7
	Separated	0	0
	Others	1	1.7
Total		**60**	**100%**

Note: for marital status, others included students

De acordo com o quadro acima, a maioria dos inquiridos tinha idades compreendidas entre os 18 e os 24 anos, a paridade variava entre 2 e 4 partos, 65% tinham o ensino primário e eram casados.

4.2 BLOCO K B: CRENÇAS CULTURAIS E PARTICIPAÇÃO NO TBA

Figura 2: Mostra a consulta dos inquiridos aos TBA's

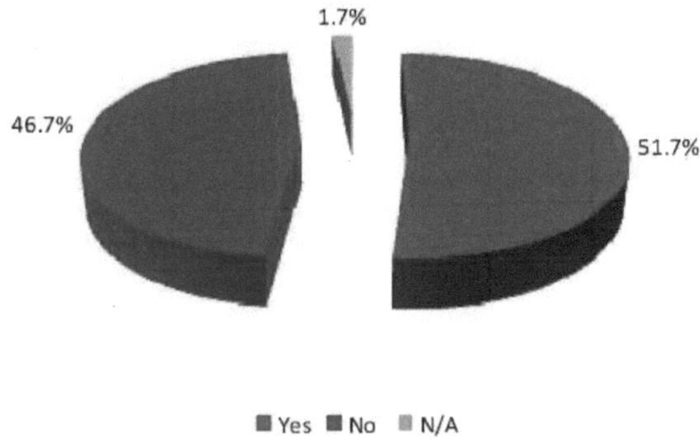

Nota: N/A representa gravidas de primeira linha

A partir da figura 1 acima, a maioria (51,7%) dos inquiridos já tinha consultado os serviços de TBA durante o parto em qualquer gravidez.
As razões que deram para esta grande afluência aos serviços de TBA foram as seguintes
- Queriam serviços de ANC
- Algumas tinham-se deslocado ao local para fazer o parto, uma vez que o trabalho de parto começou mais cedo do que o previsto.
- Outras argumentaram que as parteiras tradicionais lhes prestavam bons cuidados, pois não infligiam dor durante a reparação do períneo.
- As TBAs induzem um processo de parto rápido com as suas ervas, o que facilita o trabalho das mães
- Outros inquiridos não dispõem de meios de transporte para as unidades de saúde que ficam longe.
- Alguns inquiridos não tinham meios para obter os requisitos para o parto hospitalar.
- Algumas parteiras tradicionais tinham-lhes recusado o acesso às unidades de saúde porque tinham pélvis adequadas para um parto vaginal espontâneo.

- Alguns clientes optaram pelo relacionamento com os TBAs, o que foi satisfatório em comparação com os profissionais de saúde rudes e abusivos das unidades de saúde.
- Alguns inquiridos tradicionais disseram que eram comandados pelos seus espíritos locais
- Outros consideraram as TBAs facilmente acessíveis e baratas.
- Alguns maridos não os apoiavam, pelo que algumas inquiridas não tinham outra saída para além do serviço TBA.
- Os familiares com quem estes inquiridos viviam aconselharam-nos a utilizar os serviços de TBA e eles podiam ignorar isso.

4.2.1 Crenças culturais associadas aos partos na Unidade de Saúde.

Os inquiridos apresentaram as seguintes crenças culturais associadas à prestação de cuidados de saúde.

1 A colocação da placenta em fossas placentárias torna as crianças muito teimosas quando crescem.
2 A cesariana, feita nas unidades de saúde, mata as mães.
3 Os medicamentos administrados às mães e aos bebés não são seguros
4 Os partos nas unidades de saúde requerem muito dinheiro
5

Figura 3: Efeito das Crenças Culturais na utilidade do serviço de entrega de refeições na unidade de saúde, de acordo com os inquiridos.

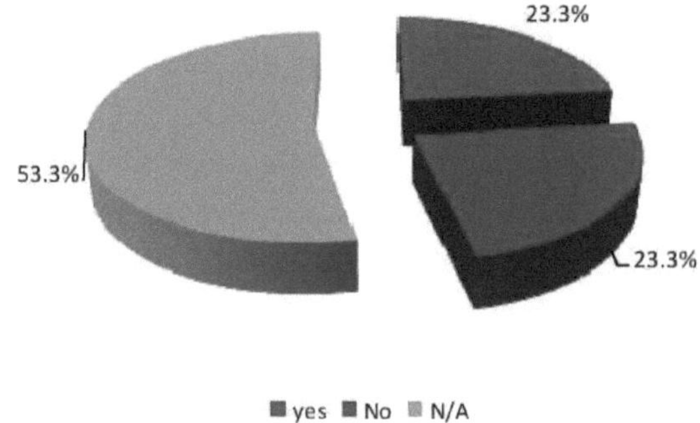

Nota: N/A refere-se aos inquiridos que nunca tiveram qualquer ideia da existência de crenças culturais associadas aos partos nas unidades de saúde.

A partir da figura acima, uma grande percentagem (53,3%) não tinha conhecimento de qualquer crença cultural associada à prestação de cuidados nas unidades de saúde, pelo que não podia decidir se tinham ou não algum efeito. 23,3% dos inquiridos consideravam que estas crenças tinham um efeito sobre a prestação de cuidados nas unidades de saúde e uma percentagem igual considerava que não tinham qualquer efeito.

Entre as razões pelas quais as crenças afectavam os partos nas unidades de saúde, incluem-se

- Medo de que os filhos se tornem teimosos quando crescerem
- Medo da morte em caso de espíritos locais ligados a eles
- Outros temiam a morte dos seus filhos devido às drogas.

Nota: As pessoas que consideravam que os partos nas unidades de saúde não eram importantes mantiveram as suas razões.

4.3 ATITUDE EM RELAÇÃO À PRESTAÇÃO DE CUIDADOS DE SAÚDE

Figura 4: Atitude dos inquiridos sobre a importância da prestação de cuidados de saúde na unidade de saúde.

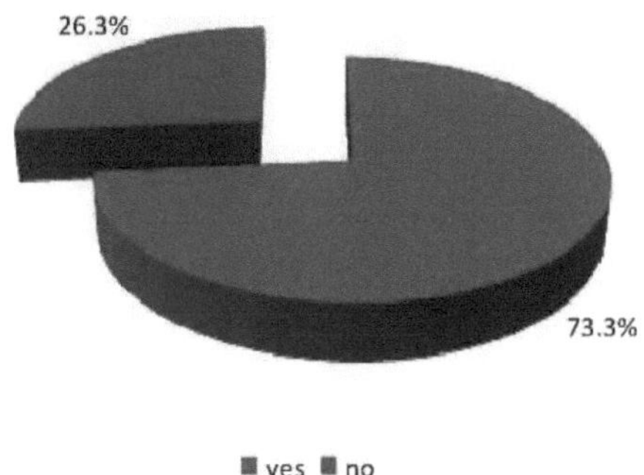

Da figura acima, a maioria (73,3%) dos inquiridos considera que os partos nas unidades de saúde são importantes. 26,3% achavam que os partos nas unidades de saúde não eram importantes. Entre a importância dos partos nas unidades de saúde, os inquiridos referiram o seguinte
- As unidades de saúde dispunham de bom equipamento
- Vacinação infantil
- Bom sistema de encaminhamento em caso de falha durante o parto
- Os profissionais de saúde qualificados ofereceram ajuda adequada

- Os profissionais de saúde ofereceram o tratamento adequado para a mãe e o bebé.
- Existem serviços de PTV

- As infecções cruzadas são mínimas, uma vez que existem medidas de controlo de infecções rigorosas.
- Em caso de complicações, os profissionais de saúde oferecem serviços rápidos para salvar vidas, especialmente aos recém-nascidos e às mães

4.3.1 Tomada de decisão sobre o local de parto no domicílio das inquiridas

Figura 5: tomada de decisão dos inquiridos sobre o local de entrega.

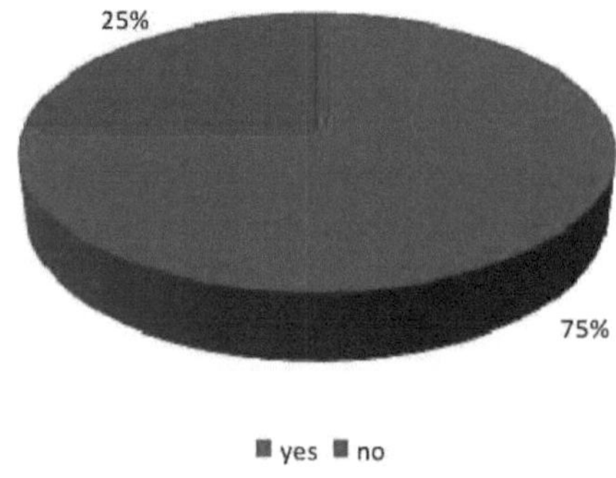

A figura acima mostra que a maioria, 75%, dos inquiridos toma a sua própria decisão pessoal sobre o local onde se dirige para fazer a entrega. Afirmaram ainda que tal se deve às seguintes razões
- Ter o seu próprio dinheiro e apoio
- Alguns sublinharam que dependia das complicações previstas
- Outras, que optam pela maternidade segura, sublinharam que é seu papel decidir
- Algumas escolhem o local porque querem ter bebés saudáveis
- Outros disseram que dependia da distância dos serviços de entrega.
- A família discute-o antecipadamente e não necessita de mais consultas
- Os maridos não estão interessados/passivos

Os que não fizeram a sua escolha do local foram 25% e deram as seguintes razões;
- Os maridos não lhes dão uma oportunidade

- As mães pensaram que não se trata de uma decisão de uma só pessoa
- Alguns deixam isso para outros familiares, pois confiam muito mais neles
- Muitos não têm dinheiro próprio.

4.4 BLOCO C: FACTORES SOCIOECONÓMICOS E EXECUÇÃO SERVIÇOS

QUADRO 2: FACTORES SOCIOECONÓMICOS E SERVIÇOS DE DISTRIBUIÇÃO

CHARACTER	DEFINITION	FREQUENCY	PERCENTAGE (%)
Source of income			
	Peasantry	36	60
	Teaching	2	3.3
	Business	3	5
	None	19	31.7
Total		**60**	**100%**
Income per month			
	Less than 20,000/=	36	60
	25,000 – 50,000/=	14	23.3
	50,000/= and above	10	16.7
Total		**60**	**100%**
Distance travelled to Health Unit			
	Less than 5km	41	68.3
	6 – 10km	14	23.3
	10km and above	5	8.3
Total		**60**	**100%**
Husbands' support			
	Yes	42	70
	No	18	30
Total		**60**	**100%**

Nota: O apoio dos maridos às inquiridas assume todas as formas, ou seja, financeira, material e física.

A partir da tabela acima, a maioria dos inquiridos são camponeses, ganham menos de 20.000/=, têm de percorrer uma distância inferior a 5km para chegar à unidade de saúde. No entanto, 70% dos inquiridos confessaram que recebem apoio dos seus cônjuges sob a forma de financiamento, material e presença física.

4.5 BLOCO D: FACTORES INSTITUCIONAIS E UTILIZAÇÃO DA UNIDADE DE SAÚDE

Figura 6: respostas sobre o facto de as mães utilizarem os serviços de parto das unidades de saúde

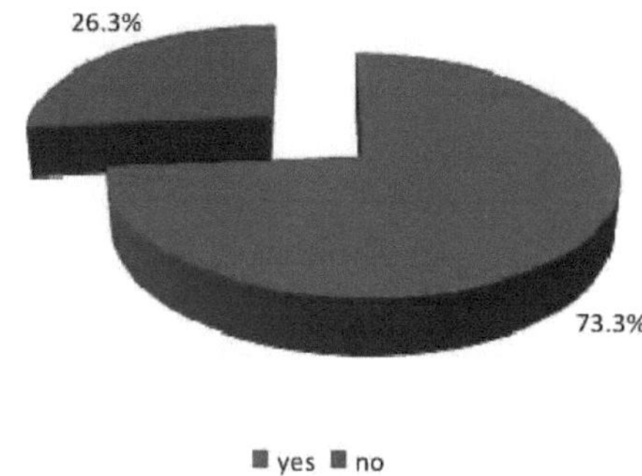

Da figura acima, a maioria, 73,3% dos inquiridos, utiliza os serviços das unidades de saúde. Os restantes 26,3% disseram que não utilizam os serviços das unidades de saúde pelas seguintes razões
- Não dispõem de fundos suficientes
- Normalmente não têm requisitos
- Alguns não têm transporte
- Os profissionais de saúde têm uma má atitude para com as mães e são, por isso, rudes e abusivos
- Alguns têm de percorrer longas distâncias
- Alguns admitiram que as pessoas que cuidam deles são ignorantes
- O apoio dos maridos e das pessoas que cuidam das crianças é inadequado
- Algumas receiam ter vergonha de serem sujas e de terem tido muitas gravidezes
- As infra-estruturas das unidades de saúde são insuficientes
- As suas crenças culturais impedem-nos
- A maioria das mães teme a dor infligida pelos profissionais de saúde durante a reparação do períneo
- Os profissionais de saúde têm tendência para efetuar visitas domiciliárias que

as mães não querem
- Alguns pensam que não podem utilizar os serviços da unidade de saúde pelo facto de não terem ido ao CPN
- A maioria está confiante nos resultados da SVD e não precisa de ir à unidade de saúde
- Algumas ignoram os sinais de parto e são normalmente apanhadas pelo tempo.
- Os TBA's são muito próximos e bons para eles
- As unidades de saúde não têm medicamentos

4.5.1 Infra-estruturas das unidades de saúde

80% dos inquiridos consideraram que as infra-estruturas das unidades de saúde não eram adequadas. Apenas 20% consideraram que eram adequadas. Os que consideraram que não eram adequadas, sugeriram que eram necessários mais profissionais de saúde, medicamentos e equipamento.

CAPÍTULO 5

5.0DISCUSSÃO, RECOMENDAÇÕES E CONCLUSÕES

5.1 Introdução

Este capítulo discute os resultados do estudo e aborda os 4 objectivos do estudo.
Os resultados são discutidos em secções

Secção I: **Factores demográficos**
Secção II: **Factores socioeconómicos**
Secção III: **Crenças culturais e presenças de TBA**
Secção IV: **Factores institucionais**

SECÇÃO I: Fator demográfico

a) **Idade:** Os resultados do estudo revelaram que 60% dos inquiridos da Tabela (1) tinham idades compreendidas entre os 18 e os 24 anos. No entanto, os que tinham entre 32 e 38 anos eram apenas 10%. Para os investigadores, isto indica uma fraca utilização dos serviços de parto em Kiwangala no que respeita à distribuição etária. As mães mais velhas teriam aparecido em maior número do que as jovens e as jovens adultas. Também foi observado (Kakaire A. 2009) que as primeiras grávidas, principalmente as que abandonam a escola, têm pouco conhecimento e até apoio dos cônjuges. Normalmente, são oprimidas e assediadas pelos pais, pelo que são estigmatizadas e, por sua vez, não comparecem nos serviços de parto. 18,2% não estão informadas sobre a disponibilidade destes serviços (MUSPH, 2008/2009). Os resultados do estudo revelaram que 25% das inquiridas eram primogénitas.

b) **Nível de escolaridade:** Os resultados do estudo revelaram que 65% dos inquiridos tinham o nível primário de educação e 6,7% (Tabela I) nunca foram à escola. Isto corrobora o relatório populacional de 1988, que revelou que os pobres e as pessoas sem instrução têm menos probabilidades de frequentar os serviços de distribuição, uma vez que são em grande parte dependentes e não têm conhecimentos. O baixo nível de instrução é um fator limitativo do conhecimento sobre a disponibilidade e a utilidade dos serviços de parto (relatório da população, 1988).

c) **Estado civil:** O estudo revelou que 80% dos inquiridos eram casados e apenas 16,7% eram solteiros, sendo 1,7% viúvos (quadro 1). E quando lhes foi perguntado se tinham o direito de decidir por si próprias o acesso aos serviços de parto, a maioria (75%) disse que sim e 25% não podiam tomar as suas próprias decisões. Isto indica que elas têm outros factores limitadores para além dos seus parceiros que decidem por elas.

d) Paridade e comportamentos de procura de parto

Os resultados do estudo revelaram que 50% das inquiridas estavam entre as gravidezes 2-4 (tabela 1), 25% eram gravidezes de primeira linha e 25% eram gravidezes 5 e superiores. Isto está em consonância com o relatório da FHS, que mostra que as grávidas de primeira linha normalmente não frequentam os serviços de ANC e de parto devido ao estigma, à falta de apoio das termas e dos pais. Normalmente, são oprimidas pelos pais, que normalmente abandonam a escola (kakaire.A.K, 2009).

SECÇÃO II: Situação sócio-económica e comportamento de procura de prestações a) Pobreza: O estudo revelou que a maioria dos inquiridos (68%) do Quadro 2 auferia algum rendimento, mas inferior a 20.000 milhares por mês e uma percentagem de 31,7% não tem qualquer fonte de rendimento, o que indica que estão a sobreviver abaixo do limiar da pobreza. Este é um fator que se verificou estar a impedir a maioria das mães de se deslocarem aos serviços de parto, tendo elas apresentado como razões para não comparecerem aos partos nas unidades de saúde a falta de bens essenciais, a falta de transporte para o centro de saúde e a longa distância dos centros de saúde. Este facto está de acordo com as conclusões da FHS (2008), em que, em Soroti, uma senhora entrevistada deu como motivo a falta de transporte para a unidade de saúde. Além disso, é comum que as mães que estão cientes dos benefícios dos cuidados baseados nas unidades sanitárias não tenham dinheiro disponível para pagar o transporte que as leva aos centros de saúde (MSPH, julho de 2009)

Até mesmo **o ritmo** dos relatórios anuais de 2009 revelou que Hasifa e muitas outras mulheres no distrito de Mubende estavam a dar à luz em casa com a ajuda de parteiras tradicionais, porque as deslocações ao centro de saúde eram muito caras e muito longe de casa, e também porque incorriam em facturas elevadas em instalações privadas ou em custos elevados de transporte para chegar a uma instalação pública (Pace, 2009).

(b) **Longa distância:** Quando se considerou a proximidade da unidade sanitária, observa-se na tabela 2 que 38% percorrem uma distância superior a 5 km para chegar à unidade sanitária, sendo que algumas chegam a percorrer 10 km ou mais (16,7%). Isto implica que estas mães têm de despender muito dinheiro

para pagar o transporte e as refeições no centro de saúde. Tudo isto exige uma boa fonte de rendimento e o apoio dos cônjuges. *O investigador interroga-se sobre se os cônjuges ou mesmo os familiares desempenham o seu papel, porque os rendimentos destas mães não podem, em certa medida, suportar estas despesas!!!!!*

Esta constatação está, no entanto, em conformidade com a política de saúde de 2009, onde se afirma que a acessibilidade geográfica e a falta de transporte são constrangimentos que dificultam a utilização dos serviços de saúde materna no Uganda. Isto é particularmente verdade porque os serviços de parto existem apenas no centro de saúde III, no centro de saúde IV e nos hospitais (HRH Uganda, 2009).

(c) **Fraco apoio dos cônjuges:** O estudo revelou que a maioria (70%) dos inquiridos recebe apoio dos maridos, incluindo apoio financeiro, social e material. No entanto, uma pequena percentagem de 30% da população não recebe qualquer tipo de apoio. As mães aceitaram a falta de apoio dos cônjuges, o que as apoia (relatório anual da brac, 2006). As mães não puderam utilizar os centros de parto devido à falta de apoio dos cônjuges e dos parentes. As dificuldades financeiras e a pressão dos parentes e dos parentes eram significativamente mais comuns na classe baixa (Serawat, R.2009)

SECÇÃO III: Crenças culturais e presenças em TBA:

No que diz respeito às crenças culturais, os resultados do estudo revelaram que 23,3% dos inquiridos tinham conhecimento das crenças culturais associadas aos serviços de parto e a maioria, 53,3%, negou conhecer quaisquer crenças culturais. Quando questionadas sobre as crenças culturais que conheciam, 23% não conheciam essas crenças culturais e mencionaram o facto de as placentas serem colocadas em fossas placentárias, as cesarianas que provocam a morte e os medicamentos administrados às mães e aos bebés como sendo inseguros. As 23% das mães que conheciam crenças culturais acreditavam que estas tinham um efeito sobre o parto no centro de saúde. Estes factos estão em conformidade com a Política Nacional de Saúde do Uganda (2009), que revelou que 60% das mulheres no Uganda visitam curandeiros tradicionais durante a gravidez, o que indica que, mesmo na altura do parto, é provável que consultem esses curandeiros tradicionais.

Neste caso, as parteiras tradicionais. Os pontos de vista dos inquiridos também estão de acordo com Anne etal (2002), que defendem que as mulheres evitam os partos hospitalares devido à falsa crença de que podem morrer.

Para além disso, o relatório da população (2008) mostrou que a Tanzânia e a Índia, respetivamente, consideravam os hospitais como um local onde se pode morrer e, consequentemente, evitavam centros de saúde e hospitais.

O relatório Pace (2009) revelou que muitas mulheres dão à luz nas suas casas com a ajuda de parteiras tradicionais (pace, 2009). Hasifa, de Mubende, testemunhou ter dado à luz 4 dos seus filhos em casa com a ajuda de uma parteira tradicional. O UDHS informou que 23% dos partos são efectuados por parteiras tradicionais e 25% são efectuados por familiares (UDHS, 2006). Isto está de acordo com os resultados do estudo, que revelaram que 51,7% dos inquiridos testemunharam ter tido partos com parteiras tradicionais em qualquer altura. 46,7% nunca tinham visitado parteiras tradicionais. As razões para recorrer às parteiras tradicionais para o parto incluíam a procura de serviços de cuidados pré-natais, para o parto quando o trabalho de parto começava à noite, um bom atendimento ao cliente, incluem o trabalho de parto com ervas, as parteiras tradicionais recusam-nas a ir ao hospital e, finalmente, os seus serviços são baratos.

SECÇÃO IV: Factores institucionais:

a) O estudo revelou que a falta de material, de medicamentos e de profissionais de saúde mal-educados são factores que contribuem para a baixa utilização dos serviços de saúde. Isto está em consonância com MUSPA, (2009) que afirma que, juntamente com a pobreza, os serviços estão relacionados com fornecimentos inadequados e profissionais de saúde desmotivados. Em Kiwangala, as duas únicas parteiras trabalham dia e noite e, no final de tudo, não são motivadas com subsídios de tempo extra.

O inquérito sobre a prestação de serviços no Uganda revelou igualmente que os cuidados de saúde materno-infantil não atingiram o objetivo fixado devido à falta de equipamento, de medicamentos e de pessoal, para além das longas distâncias (USPA, 2007)

b) Infra-estruturas deficientes: Entre os inquiridos, uma percentagem de 80%

classificou as infra-estruturas do centro de saúde de Kiwangala como inadequadas. No entanto, uns poucos 20% pensaram que as infra-estruturas eram adequadas. A USPA 2007 também apoia este facto e até a FHS, 2008, onde as mães entrevistadas deram esta como uma razão para evitarem os serviços de parto e cuidados pré-natais.

c) **Serviços de despistagem do VIH:** Algumas mães entrevistadas mencionaram este facto e quando os registos foram analisados no centro de saúde, as actas da reunião de melhoria da qualidade mostraram que o medo dos testes de rotina era uma causa da baixa utilização dos serviços de parto.

d) **Falta de pessoal:** Os resultados do estudo revelaram que a falta de pessoal era um dos factores que afectavam a utilização dos serviços de parto. Isto está em conformidade com o artigo da visão de sábado, o Uganda precisa urgentemente de 2.000 parteiras (Ssekajja H 2011), que recomenda duas parteiras por mãe em trabalho de parto, mas o Uganda tem apenas 2.900 parteiras nas unidades de saúde do governo e, de acordo com o relatório de 2009 do HRH, o Uganda tem uma parteira por cada 5.000 mães (Evelyn I, 2011)
Para corroborar este facto, o cartão de pontuação mostra que o Uganda gasta menos de 33 dólares per capita na saúde (Evelyn L. 2011). O relatório "Save the Children 2011" também apoia a falta de pessoal. A falta de parteiras está a custar milhões de vidas (Evelyn L.). As complicações que matam milhares de mulheres e bebés (recém-nascidos) nos países em desenvolvimento são geridas eficazmente nos países mais ricos por uma parteira ou um profissional de saúde com as competências adequadas, o equipamento certo e o apoio de um sistema de saúde. O plano de recrutamento de recursos humanos para a saúde 2011/2020 do Uganda indica que há falta de profissionais de saúde qualificados, incluindo médicos, parteiras e enfermeiros, especialmente nas zonas rurais. Estes factores continuam a contribuir para uma elevada TMM de 435 por 100.000 nados-vivos e 137 por 1.000 nados-vivos de TMI, respetivamente.

O estudo, para além dos aspectos acima referidos, examinou a atitude dos inquiridos em relação ao parto nas unidades de saúde. 73,3% dos inquiridos consideram que os partos nas unidades de saúde são importantes e 26,3% consideram que os partos nas unidades de saúde não são importantes para eles. Os inquiridos que afirmaram que os partos hospitalares eram importantes mencionaram as seguintes razões

- Bom sistema de encaminhamento em caso de problema.
- Existem serviços de PTV.
- Os profissionais de saúde ofereceram tratamento adequado.
- A infeção cruzada é mínima.
- Os profissionais de saúde oferecem serviços rápidos para salvar vidas.

Isto está de acordo com os resultados da ESF, onde as mulheres que testemunharam o parto em casa apreciaram os serviços oferecidos pelos centros de saúde e mencionaram a PTV, cuidados adequados, encaminhamento atempado e outros como benefícios do parto hospitalar.

5.1 Conclusão

A baixa utilização dos serviços de parto no Centro de Saúde IV de Kiwangala está, portanto, relacionada com factores demográficos, que incluem a idade, a paridade, o estado civil e o nível de escolaridade, factores socioeconómicos, incluindo a pobreza, o fraco apoio dos cônjuges, a fraca altitude em relação às instalações de saúde, os partos a longas distâncias, o medo de fazer o teste do VIH, a falta de pessoal, que leva a encaminhamentos que as mães receiam, as crenças culturais da comunidade e o maior acesso às TBAs na área de influência. O investigador insiste em que, se estes factores forem tomados em consideração, a utilização dos serviços de parto melhorará sem dúvida.

5.2 Recomendações

Para os decisores políticos

- Assegurar a revisão e a melhoria das normas relativas ao pessoal dos centros de saúde IV, em especial no que respeita à prestação de cuidados obstétricos de urgência (COEM), a fim de evitar encaminhamentos desnecessários.
- O governo deve garantir que as mães, especialmente as da classe baixa, tenham acesso a serviços gratuitos nas unidades de saúde mais próximas, fornecendo vales a todas as mães grávidas para que possam aceder a esses serviços nas unidades de saúde mais próximas.
- O governo deveria também alargar o seu programa de prosperidade para todos, fazendo com que benefícios como os das SACCOs cheguem mesmo aos que auferem rendimentos mais baixos.
- A educação de todos, especialmente até, pelo menos, ao quarto ano de escolaridade, deve ser obrigatória para ajudar a compreender corretamente a utilidade dos partos

nas unidades de saúde.
- Uma política de proibição de TBA pode também ajudar a reduzir a sua utilização pelos pobres e pelas populações dos centros rurais.

Partes interessadas:

As ONG e os sub-condados devem ajudar a aumentar os salários do pessoal nas zonas rurais para os motivar a trabalhar, por muito poucos que sejam. Podem também ajudar a melhorar as infra-estruturas das unidades de saúde.
ONG e sub-condados para ajudar a sensibilizar a comunidade para a importância da prestação de serviços de saúde.

Capacitar os VHTs para mobilizar e encaminhar as mães grávidas para o parto.

Comunidade:

Os líderes comunitários devem colaborar com a unidade de saúde para garantir que o serviço seja amigável e benéfico para eles através de feedback sobre o serviço prestado.

Líderes locais:

Ajudar na sensibilização da comunidade, encaminhar as mães para o parto e desencorajar o uso de TBA através de estatutos locais aprovados pelos distritos. Criar uma boa relação entre o profissional de saúde e a mãe para melhorar os serviços.

Aos profissionais de saúde:

Respeitar a ética de enfermagem e criar sempre uma relação com as mães. Dar ênfase à educação sanitária sobre a importância dos partos nas unidades de saúde.

Outros investigadores:

Realizar mais investigação sobre o mesmo tópico, especialmente a relação entre o nível de educação e a utilização de serviços de distribuição, para uma melhor utilização dos mesmos serviços.

REFERÊNCIAS

- Um relatório da USAID sobre a região ocidental do Quénia, 2005 - Nairobi - *Preparação para o parto uma interação de preparação para o parto desenvolvida pela comunidade.*
- Brack centre 75 Mohakhali Tel: 88-03-98 1265. Investigação e avaliação.
- Relatório anual de saúde da Brack, 2006, Breaking new grounds in Public health.
- Evelyn liri - Kampala 2011 - O Uganda está a falhar nos objectivos de saúde, diz a OMS. The Daily Monitor Segunda-feira, 4 de abril[th] 2011.
- Evelyn liri Kampala 2011 - A falta de parteiras está a custar vidas Daily Monitor Segunda-feira, 4 de abril[th] 2011.
- Govindasamy, p, et al 1993. *High risk birth and maternity care DHS Comparative* studies No.8 Columbia, Maryland: Macro international inc.
- Kakaire A. Kirunda Kampala Investigação das organizações do Uganda. *Porque é que as mulheres evitam* os cuidados pré-natais. Daily Monitor 7 de julho[th] 2007
- Escola de Saúde Pública da Universidade de Makerere agosto de 2008 - julho de 2009 Relatório anual *de avaliação das necessidades e serviços de parteiras no Uganda*
- Escola de Saúde Pública da Universidade de Makerere agosto de 2008-julho de 2009 Future health services (FHS) *fazer com que os sistemas de saúde funcionem para os pobres.*
- Programa de saúde materna e neonatal (MUH). 2001 b. O profissional qualificado: *A key prayer* in *saving the lives of women and new born JHPIEGO Trainer News* (October) Baltimore, Maryland: JHPIRGO Corporation.
- Ministério da Saúde (2005/06-2009/2001) Plano Estratégico do Setor da Saúde II.
- Ministério da Saúde (MOH) (Uganda) e Macro International Inc. (2008). *Inquérito de avaliação da prestação de* serviços do Uganda *2007.* Kampala - Uganda: Ministério da Saúde Macro International Inc.
- Ministério da Saúde (MOH) Uganda (2007). *Relatório anual de desempenho do sector da saúde*: Exercício financeiro 2006/2007 Kampala Uganda: Ministério da Saúde.
- Ministério da Saúde 1988/89. Inquérito demográfico e sanitário publicado pelo Ministério da Saúde em 1989.
- Musisi S .mwanje (2008). Relatório Anual 2008 a maioria das mães que frequentam curandeiros tradicionais.
- Myles Textbook for midwives décima primeira edição publicada por V. Ruth.
- Relatório anual da MUSPH 2008/2009 julho de 2009 resultados do projeto dos futuros serviços de saúde

-     Relatório anual Pace 2009 - Dar à luz em casa, entregar vidas saudáveis.
- Serawati Rashid Hashima E. Nasreen, Mahmuda Arkier - Sarker Dez. 2009 Dhaka - Factores que influenciam a utilização dos centros de parto de Manoshi Serwaati.r@brack.net
- Travis P Benett et al (2004): ultrapassar as limitações do sistema de saúde para atingir os objectivos de desenvolvimento do milénio.
- V. Ruth Benet e Land K. Brown (1989). Myles text book for midwives décima primeira edição.
- www.icddreb.org.images mortalidade pré-natal: uma listagem da informação disponível. Genebra, Organização Mundial de Saúde.

APÊNDICE I: INSTRUMENTOS DE RECOLHA DE DADOS

QUETIONAIRE SOBRE A FRACA UTILIZAÇÃO DOS SERVIÇOS DE DISTRIBUIÇÃO

Eu, Namwanga Edwige, estudante da Universidade ICMI de Mukono, estou a realizar uma investigação sobre as causas da baixa utilização dos serviços de parto na vossa área, que conduz ao aumento da mortalidade materna. Peço-lhe que responda positivamente e asseguro-lhe a confidencialidade.

Consentimento

....Foi-me   explicado e compreenderam a importância desta investigação e concordaram em participar na mesma.

INSTRUÇÃO: Faça um círculo à volta da resposta mais adequada.

BLOCO A: DEMOGRAFIA SOCIAL

1. Idade
    a. 18 - 24
    b. 25 - 31
    c. 32 - 38
    d. 38 e mais
2. Paridade
    a) Primeira Gravidez
    b) Gravida 2 - 4
    c) 5 e mais
3. Nível de escolaridade
    a) Nenhum
    b) Primário
    c) Secundário
    d) Terciário
4. Estado civil
    a. Casado
    b. Solteiro c. Viúvo d. Separado
    e. Outros especificar

BLOCO B: CRENÇAS CULTURAIS E PREVALÊNCIA DA TBA

5. Alguma vez consultou alguma parteira tradicional para serviços de parto?
   a) Sim
   b) Não
   c) N/A

Em caso afirmativo, porquê?

5. Que problemas estão associados à utilização de serviços de entrega de TBA?

6. Que crenças culturais estão associadas ao parto hospitalar na sua região?

7. Acha que estas crenças têm um efeito na prestação de cuidados de saúde?
   a) Sim
   b) Não

Em caso afirmativo, especificar

8. Considera que os partos hospitalares são importantes para si ou para qualquer outra mulher grávida?
    a) Sim
    b) Não

    Em caso afirmativo, especificar

9. Enquanto mulher, tem o direito de escolher quando visitar o centro de saúde para questões relacionadas com o parto?
    a) Sim
    b) Não

    Se sim/não, porquê?

BLOCO C: FACTORES SOCIOECONÓMICOS E SERVIÇOS DE DISTRIBUIÇÃO

10 Qual é a sua fonte de rendimento?

11 Quanto é que ganha por mês?
     a) Menos de 20 000
     b) 25,000 - 50,000
     c) 50 000 e mais

12 Qual é a distância entre a sua casa e o centro de saúde?
     a) Menos de 5 km
     b) 6 - 10 km
     c) 10 km e mais

13 Durante o período de gravidez e parto, recebe apoio do seu marido no que respeita a questões de saúde?
     a) Sim
     b) Não

Em caso afirmativo, que tipo de apoio?
     a) Financeiro
     b) Material
     c) Físico
     d) Outros, especificar

BLOCO D: FACTORES INSTITUCIONAIS

14 Consulta as unidades de saúde durante o parto?
     a) Sim
     b) Não

Em caso negativo, o que a impede de ir à unidade de saúde para o parto?

15 Porque é que acha que as mães grávidas se dirigem às unidades de saúde
para os serviços de parto?

16.Como considera as infra-estruturas/pessoal/fornecimentos do estabelecimento de
saúde?

	Infrastructure	Staffing	Supplies
Adequate			
Inadequate			
Not available			

Obrigado pela vossa colaboração.

APÊNDICE II: CARTA DE APRESENTAÇÃO

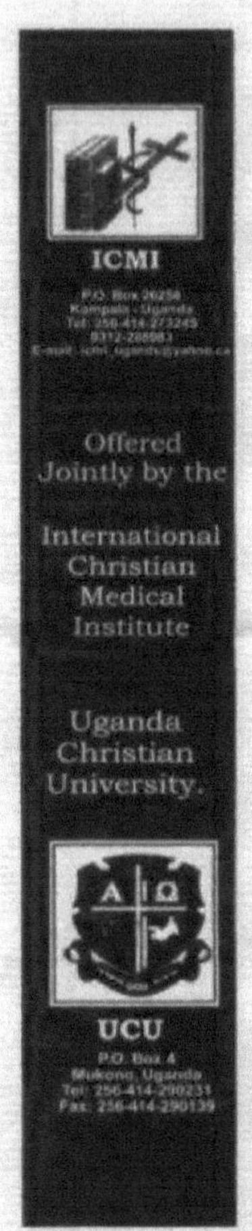

TO WHOM IT MAY CONCERN

Dear Sir/Madam,

RE: **RESEARCH PROJECT**

NAMWANGA EDWIGE HAD/016/2010 is currently offering a Health Administration Diploma with International Christian Medical Institute and Uganda Christian University, Mukono. One of the requirements for successful completion of her/his studies is a research project.

His/her approved research topic is **LOW UTILIZATION OF DELIVERY SERVICES AND MATERIAL MORTALITY IN KIWANGALA HEALTH CENTRE IV LWENGO DISTRICT.** Any assistance given to her/him will be gladly appreciated.

Yours truly,
Dr. Mukooza Edward
PRINCIPAL ICMI.

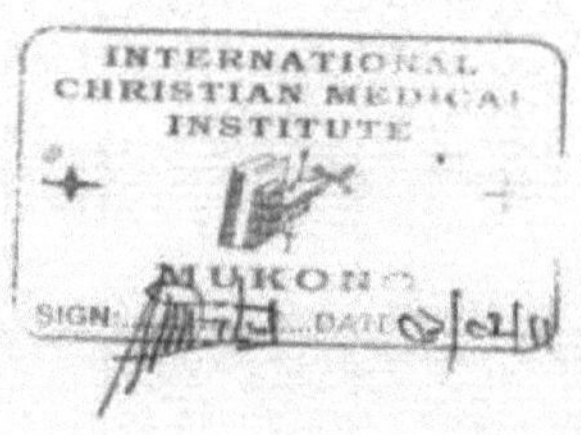

APÊNDICE III: CALENDÁRIO

45

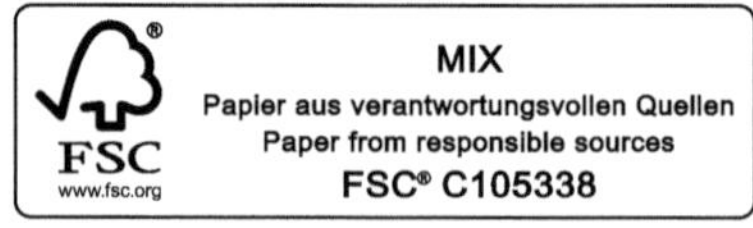

Printed by Books on Demand GmbH, Norderstedt / Germany